ŒUVRE
De la Tuberculose Humaine

SOCIÉTÉ PHILANTHROPIQUE ·

DES

Dispensaires antituberculeux français

COMITÉ CENTRAL DES DAMES PATRONNESSES

Présidente : Mme MILLERAND. — *Vice-Présidentes :* Mmes BECQUET DE VIENNE, PANTZ. MESUREUR et DEJEAN. — *Secrétaire générale :* Mlle Madeleine LEVEL. — *Secrétaire générale adjointe :* Mme Louis LOEB. — *Trésorière :* Mme COLLY. — *Archiviste :* Mme Léon ARCHAMBAULT.

Assemblée générale des Dames patronnesses
du 9 janvier 1903

PRÉSIDÉE PAR

M. Paul DISLÈRE
**Grand Officier de la Légion d'Honneur,
Président de Section au Conseil d'Etat,
Ex-Vice-Président de la Commission de la Tuberculose.**

LES DISPENSAIRES ANTITUBERCULEUX

CONFÉRENCE PAR

M. Georges ROSENTHAL
Chef de Laboratoire de la Faculté de Médecine de Paris.

Siège social de l'Œuvre de la Tuberculose Humaine
9, *rue Bellefond*, 9
PARIS

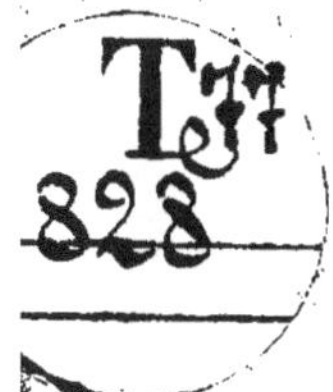
T 77
828

ŒUVRE

de la

TUBERCULOSE HUMAINE

Te
828

ŒUVRE
De la Tuberculose Humaine

SOCIÉTÉ PHILANTHROPIQUE

DES

Dispensaires antituberculeux français

COMITÉ CENTRAL DES DAMES PATRONNESSES

Présidente : Mme MILLERAND. — *Vice-Présidentes :* Mmes BECQUET
DE VIENNE, PANTZ. MESUREUR et DEJEAN. — *Secrétaire géné-
rale :* Mlle MADELEINE LEVEL. — *Secrétaire générale adjointe :* Mme LOUIS
LOEB. — *Trésorière :* Mme COLLY. — *Archiviste :* Mme LÉON AR-
CHAMBAULT.

Assemblée générale des Dames patronnesses
du 9 janvier 1903

PRÉSIDÉE PAR

M. Paul DISLÈRE

**Grand Officier de la Légion d'Honneur,
Président de Section au Conseil d'Etat,
Ex-Vice-Président de la Commission de la Tuberculose.**

LES DISPENSAIRES ANTITUBERCULEUX

CONFÉRENCE PAR

M. Georges ROSENTHAL

Chef de Laboratoire de la Faculté de Médecine de Paris.

Siège social de l'Œuvre de la Tuberculose Humaine

9, *rue Bellefond,* 9

PARIS

DÉPÔT LÉGAL
140
1913

ASSEMBLÉE GÉNÉRALE

du Comité Central des Dames Patronnesses

DE

L'ŒUVRE DE LA TUBERCULOSE HUMAINE.

Cette assemblée très nombreuse a été présidée par **M. Paul Dislère**, *grand officier de la Légion d'honneur, président de section au Conseil d'État et vice-président de la Commission de la Tuberculose*, qui a prononcé l'allocution suivante :

Mesdames, Messieurs,

Il y a deux ans, la Commission instituée à l'effet de rechercher les moyens pratiques de combattre la propagation de la tuberculose, Commission dont j'étais l'un des vice-présidents, c'est ce qui me vaut le grand honneur de présider aujourd'hui votre Assemblée générale, la

Commission terminait ses travaux en insistant notamment, sur la nécessité d'installer dans les villes des dispensaires pour la guérison des maladies du poumon. C'étaient les termes employés : il faut bien quelquefois farder un peu la vérité.

*Ce que l'on visait surtout ainsi, c'était l'application avec persévérance des règles de la prophylaxie, pour diminuer le nombre des contaminations. A côté des mesures à employer pour guérir la tu*berculose, car la tuberculose est curable, *il fallait adopter d'autres mesures pour la combattre préventivement,* car c'est une maladie évitable. *Il est bon de rappeler ces deux principes, le plus souvent possible.*

Ces mesures ont été réalisées à Paris, sur l'initiative, sous la direction de la Société philanthropique des Dispensaires antituberculeux français.

C'est l'exposé de la méthode suivie par elle, des résultats obtenus que vous avez été appelés à entendre aujourd'hui.

La question des mesures à prendre contre la tuberculose se pose en effet avec une gravité chaque jour grandissante;

je n'ai pas à vous rappeler les ravages du fléau contre lequel vous essayez d'assurer le pays : vous connaissez trop le danger pour qu'il soit utile de vous en présenter les lugubres statistiques.

C'est avec un idéal très large qu'il faut concevoir la transformation de notre régime hygiénique.

Pendant que, d'une part, les règlements sanitaires prévus par la loi du 19 février 1902 vont, dans un mois, imposer des règles sur la prophylaxie des maladies déclarées transmissibles, et la tuberculose sera certainement une de ces maladies, en ce qui concerne, par exemple, la désinfection des locaux, l'isolement des malades, isolement, bien entendu, n'impliquant en aucune façon l'obligation de l'envoi au milieu des dangers de l'hôpital ;

Pendant que de votre côté, les dispensaires distribueront les conseils et les soins non seulement aux personnes déjà malades pour se soigner à leur domicile, mais encore à celles chez lesquelles la tuberculose est encore à l'état latent ;

Pendant ce temps, le sanatorium recevra les malades nettement atteints, ceux qu'un régime, qu'un traitement, qu'un habitat tout spécial peuvent seuls rendre à leurs travaux.

Vous le voyez, il n'y a pas à se faire le défenseur d'un système plutôt que d'un autre, c'est de leurs efforts communs que résultera le succès.

Mais il est un point sur lequel je voudrais appeler votre attention : le sanatorium, même ouvert gratuitement, ne vise que le malade lui-même pendant le traitement ; pendant les quatre mois, plus peut-être, que le malade passe loin de l'atelier, qui fera vivre sa famille ? La crainte d'abandonner les siens sans secours n'empêchera-t-elle pas nombre d'ouvriers d'accepter le régime qui peut les sauver ?

Ne les engagera-t-elle pas à lutter jusqu'au dernier moment, se condamnant ainsi définitivement, condamnant parfois aussi leur famille et leurs collaborateurs à un sort pareil.

Le dispensaire a ce grand avantage de permettre, le plus longtemps possible, le maintien à l'atelier, au besoin avec une besogne réduite ; mais à cette diminu-

tion de travail correspond une diminution de salaire, et, dans ce cas encore,
s'impose la nécessité de venir en aide à la
famille.

Ce sera là un complément de l'œuvre
curative, de l'œuvre poursuivie dans les
sanatoria par d'autres Sociétés avec un
dévouement égal au vôtre : ce sera peut-
être un complément de votre œuvre. Il
faudra par la mutualité, par une assu-
rance dont nous trouverons en Allemagne
un exemple — il ne faudrait pas le suivre
trop servilement — fournir une certaine
indemnité journalière aux familles de
ceux qui ont besoin d'un renouveau de
force pour reprendre avec succès la lutte
pour la vie.

C'est là une œuvre parallèle à la vôtre,
qui, elle aussi, est nécessaire et qui, je
l'espère, pourra, comme ses devan-
cières, rencontrer des éléments de succès.

Je m'excuse d'avoir trop longtemps
retenu votre attention ; mais, si je vous ai
présenté le but de cette conférence, il me
reste à vous présenter le conférencier.

Beaucoup de vous le connaissent ; tous
savent avec quel dévouement, avec quel talent il a abordé les graves questions que

soulève la lutte contre la tuberculose.

Ce n'est pas seulement au point de vue théorique, par ses travaux sur les affections des voies respiratoires récompensés par l'Académie de Médecine, ce n'est pas seulement au point de vue pratique par son long séjour dans les hôpitaux, par ses études sur les sanatoria en Suisse, c'est encore et plus encore, au point de vue philanthropique, par son dévouement à l'œuvre poursuivie par vous que nous admirons le docteur Georges Rosenthal et que nous allons l'écouter avec attention pour nous préparer à l'applaudir avec joie...

LES DISPENSAIRES ANTITUBERCULEUX,

par M. le Dr **Georges ROSENTHAL**,

Chef de laboratoire de la Faculté de Médecine de Paris

I

MESDAMES,

Avant de vous parler de l'Œuvre de la Tuberculose Humaine, permettez-moi de remercier M. Paul Dislère d'avoir accepté la présidence de cette réunion et de nous avoir apporté le concours de sa haute autorité et de son indiscutable compétence.

Mes remerciements s'adressent aussi à M. le docteur Sam. Bernheim, qui m'a confié l'honneur de prendre la parole devant vous. Tous ses collaborateurs, qui prodiguent leur dévouement dans les dispensaires de l'Œuvre de la Tuberculose Humaine, auraient pu, à plus juste titre, occuper cette place.

Mais le docteur Bernheim a désiré que son Œuvre vous fût présentée par un médecin qui, faisant sa carrière dans les hôpitaux de Paris, ne semblait pas, a priori, devoir être un partisan fervent du système des dispensaires.

C'est également un devoir, Mesdames, de vous remercier d'être venues en aussi grand nombre et d'avoir répondu aussi favorablement à notre appel.

La tâche entreprise est dure ; nous avons besoin de votre concours, qui ne fera jamais défaut à une œuvre de charité et de bonté.

Le sujet que je vais traiter devant vous est un sujet scientifique, j'essayerai le plus possible d'éviter les termes techniques, mais je fais appel à l'indulgence dont a besoin un conférencier plus habitué aux longues stations dans le laboratoire et aux auscultations difficiles, qu'habile à résoudre les difficultés de la rhétorique.

Je vais essayer, Mesdames, de vous montrer que *l'assistance par l'hôpital* ne correspond plus aujourd'hui à nos besoins et que, le sanatorium, aidé du dispensaire et des pavillons d'isolements, constitue la formule moderne et scientifique du traitement des maladies de poitrine.

J'appellerai aussi, dès le début, votre attention sur ce fait capital, qu'il n'y a pas antagonisme entre le sanatorium et le dispensaire. Si le sanatorium guérit la tuberculose, le dispensaire nous permet d'adresser à temps les malades aux sanatoria, de les surveiller à leur retour : ce sont les deux instruments complémentaires de l'armement antituber-culeux. Car le sanatorium guérit d'autant plus sûrement que le malade y est envoyé plus tôt. Il faut donc, en dehors du sanato-rium, une organisation de surveillance de la santé publique. Cette organisation, c'est le dispensaire antituberculeux qui la réalise ; il est la garantie du succès du sanatorium.

II

Il y a encore quelques années, l'hôpital était notre unique moyen de lutte contre la tuberculose pulmonaire.

Malgré les progrès accomplis, la majeure partie des tuberculeux est encore soignée dans nos services hospitaliers, quoique la Société médicale des hôpitaux ait voté à l'unanimité la séparation des tuberculeux et des autres malades en avril 1900.

En voici le résultat :

A la consultation externe de nos hôpitaux, se présentent, tous les matins, un grand nom-bre de malades, parmi lesquels on peut comp-ter un tiers ou la moitié de tuberculeux.

Ces malades peuvent se diviser en malades

admis à entrer à l'hôpital et en malades ayant
pris simplement une consultation.

Le malade, qui a seulement consulté, a
perdu, en venant à l'hôpital, une journée ou au
moins une demi-journée de travail. Comme
la maladie diminue ses ressources, il ne fera
pas exécuter, le plus souvent, l'ordonnance
qu'on lui a remise. En outre, vu le grand
nombre de malades, il n'est pas connu individuellement du médecin ; il ne reçoit pas l'assistance morale, l'encouragement nécessaire
pour persévérer dans un traitement pénible et
difficile ; malgré nos efforts, il reste un nu-
méro ; aussi il ne revient pas régulièrement,
se décourage, cesse de se soigner. A celui-là,
les soins de l'hôpital n'ont été d'aucun profit ;
tuberculeux, il deviendra phtisique et répan-
dra partout le crachat meurtrier, source de
nouveaux désastres.

Le tuberculeux, qui entre à l'hôpital, prend
un lit dans la « salle à tout faire ». Je ne puis
vraiment désigner autrement nos salles conte-
nant 20 à 30 lits, entre lesquels les nécessités de
l'humanité nous forcent à intercaler souvent
20 brancards. Malgré nos protestations, en
dehors de quelques services spéciaux, tout est
soigné dans nos salles. On y voit côte à côte un
malade ayant besoin de lumière, et un autre

qu'on devrait maintenir au moins dans une demi-obscurité. Le pneumonique y coudoie le cardiaque. La jeune fille atteinte de chlorose se trouve à côté d'une typhique délirante, et le malade que l'on suralimente a souvent comme voisin un malade atteint de vomissements continus.

Dans ce désordre irréparable, que va devenir le tuberculeux ? Il s'y trouvera, au hasard de l'hospitalisation, placé entre un grippé, dont la toux l'empêche de dormir, et un ataxique par exemple, dont les cris troubleront son repos.

Que devient la cure d'air lorsque le pneumonique couché en face entrave l'aération ? Il faudrait que le malade sorte de la salle, qu'il aille dans le jardin ; mais là c'est à peine si quelques bancs, parcimonieusement installés, lui permettront quelquefois de s'asseoir, non de s'étendre ; et ce sera en plein vent. Le lendemain, une poussée de bronchite vient montrer au malade qu'il ne peut sortir sans danger ; alors, découragé, il passe sa journée dans la salle, dans un air confiné et malsain, dans un encombrement qui rendrait malade un individu robuste ; les lésions progressent à pas de géants.

Que devient la cure de repos au milieu des

souffrances voisines ? Si, la nuit, l'infortuné malade compte trouver un peu de sommeil, il est réveillé par l'urémique délirant, par le malheureux cardiaque qui lutte contre l'asphyxie. Bien heureux si quelque alcoolique ne vient pas égayer la salle par des chansons entonnées à haute voix, ou la rendre intolérable par des preuves trop palpables de ses libations !

Mais la suralimentation ? Ici, nouvelle difficulté. Nous avons le choix entre 3 régimes, le 1er, le 2e et le 3e. L'administration ne nous permet pas de régler la nourriture à notre guise, et il est défendu, personne ne sait pourquoi, de donner du lait et le maximum d'aliments.

Pour tourner la difficulté, je prescris alors 1 litre de lait Képhir, si le malade peut le supporter.

Aussi le découragement envahit le chef et l'interne le mieux intentionnés ; la salle à tout faire, cause de tout le mal, paralyse tout progrès. On se contente de donner au malheureux tuberculeux un abri temporaire.

Quand notre infortuné malade a vu sa lésion s'accroître, il faut enfin, faute de place, le renvoyer à la rue.

Le bilan de l'assistance du tuberculeux

par l'hôpital est par conséquent le suivant:

Jamais un tuberculeux hospitalisé ne s'est amélioré dans un de nos services. Nous avons pu, triste consolation, permettre aux malheureux cavitaires de mourir dans un lit; mais, par contre, le tuberculeux curable voit augmenter sa fièvre et au contact des malades porteurs de grandes lésions, dans l'encombrement inévitable, l'individu atteint de lésions minimes, le plus intéressant parce qu'il serait le plus curable, franchit rapidement les premières étapes de la maladie et ne garde plus, à sa sortie, la possibilité de guérison qu'il avait laissée au médecin.

Que de souvenirs tristes, que de malades entrés avec un diagnostic douteux sortis incurables! Laissez-moi dire toutes les angoisses, tous les chagrins, tous les regrets que j'ai eus comme interne, ou comme chef de clinique, complice involontaire de crimes dont personne n'est coupable.

Dans ce tableau sombre j'oublie à dessein la contamination hospitalière et je ne veux pas vous parler du malheureux typhique qui sort souvent de l'hôpital atteint de la tuberculose, qu'il y a contractée. Ce n'est pas tout:

Non seulement, l'hôpital ne soulage pas, ni dans ses salles, ni par sa consultation externe, mais on peut lui faire encore un autre reproche, c'est de s'adresser à une partie minime de la population.

Toute une catégorie très intéressante de la société comprenant, par exemple, les instituteurs et un grand nombre d'employés subalternes, ne veulent pas y recourir par un sentiment de fierté assez légitime et ne bénéficient pas d'une assistance médicale à laquelle ils auraient droit.

Je sais bien que les médecins prêtent volontiers leurs concours à toutes les Sociétés qui font appel à leur science ; mais ce mouvement de solidarité n'a pas encore pris l'extension désirable. Dans le dispensaire, soutenu par les syndicats de tout ordre, cette difficulté sera résolue.

Malgré ces résultats navrants, des sommes considérables sont dépensées chaque année pour le traitement des tuberculeux à l'hôpital.

En 1891, Saint-Antoine, la Charité et Beaujon ont dépensé à eux seuls plus de 300 mille francs.

En 1890, les tuberculeux soignés par l'assistance publique lui ont coûté près de 4 millions.

Je sais bien que dans un hôpital récemment construit, à l'hôpital Boucicaut, M. le professeur agrégé Letulle a bien voulu se consacrer à la lutte antituberculeuse et a obtenu des résultats meilleurs.

I! les doit à son activité et à son dévouement infatigable, à la compétence particulière qu'il a acquise dans la lutte contre la tuberculose.

« L'isolement des tuberculeux, écrit-il, a donné des résultats excellents. Quelques malades sont en voie d'amélioration. Je dois reconnaître que ce qui ne contribue pas peu à ce résultat est l'excellence de la nourriture... Il faut que les tuberculeux mangent et mangent ce qu'il leur plaît. »

Une installation nouvelle, un règlement moins sévère permet d'obtenir de moins mauvais résultats. Mais à l'hôpital Lariboisière, dans un service d'isolement, M. le docteur Duguet, médecin des hôpitaux de Paris, trouve des résultats déplorables.

L'hôpital actuel est donc pour le traitement de la tuberculose définitivement condamné.

Aussi se met-on à l'œuvre pour lutter contre le péril tuberculeux sans cesse croissant.

III

Si les tuberculeux pauvres parcouraient rapidement les étapes de leur terrible maladie, M. le professeur Grancher encourageait à la lutte en démontrant scientifiquement que la tuberculose pulmonaire est la plus curable des maladies chroniques.

Sous l'impulsion de Brehmer et de Dettveiler, les gens fortunés atteints par le fléau retrouvaient la santé dans les hôpitaux de montagnes que l'on dénomma sanatoria.

Loin de l'agitation des villes, dans le repos de la montagne, ils suivaient une triple cure. Des galeries aérées, mais protégées contre le vent, leur permettaient de s'étendre de longues heures dans la journée et évitaient toute déperdition de forces. A la cure d'air s'ajoutait la cure de repos physique et moral. Une suralimentation bien dirigée et progressive complétait le traitement, et ceux qui venaient à temps au sanatorium guérissaient en quelques mois. Je dis avec intention à temps : car seul le dispensaire peut envoyer de bonne heure le malade au sanatorium.

Suivant ce mouvement scientifique, dès 1885, le Conseil municipal de Paris décidait la création d'un sanatorium populaire. En 1886, sous l'impulsion de Verneuil, Grancher, Brouardel, Potain, Bouchard, se créait l'Œuvre de la Tuberculose.

En 1888, eut lieu le premier Congrès de la tuberculose.

En 1894, le sanatorium d'Angicourt pour les tuberculeux pauvres de Paris est commencé. Enfin, le 22 novembre 1899, le Gouvernement institue la Commission de la tuberculose, qui est présidée par M. Siegfried, député, et dont les deux vice-présidents furent le doyen de la Faculté de médecine, M. le professeur Brouardel, et M. Paul Dislère, qui me fait le grand honneur de présider cette réunion

IV

Le rapport de la Commission de la tuberculose a étudié les origines de la maladie, les causes de ses progrès et surtout les moyens pratiques de la combattre.

Le professeur Calmette, de Lille, y a démontré toute l'importance du dispensaire antituberculeux, et, parmi les conclusions votées à l'unanimité par la Commission, nous pouvons relever celles-ci :

1º La Commission émet le vœu que des dispensaires antituberculeux soient organisés dans les centres urbains ;

2º Ces dispensaires auraient pour but de donner des consultations gratuites, des médicaments et des soins aux tuberculeux ainsi que des conseils à la famille, de veiller à la désinfection des logements, à la fourniture des crachoirs hygiéniques ; enfin, d'assurer, dans les meilleures conditions possibles, l'hygiène des tuberculeux à domicile et de préserver de la contagion ceux qui les entourent.

Au cours de son rapport sur les dispensaires antituberculeux, Calmette a montré combien ce système était indispensable, étant donnés les frais énormes que nécessiterait la construction de sanatoria en nombre suffisant.

C'est ainsi que pour les trois villes de Lille, Tourcoing et Roubaix, qui représentent une population de 400.000 habitants, il faudrait une première mise de fonds de 30 millions.

« Sans doute, dit-il, les sanatoria sont nécessaires, et il serait désirable que chaque ville manufacturière et chaque département possédât un ou plusieurs établissements de ce genre. Mais il ne faut pas se dissimuler que les dépenses énormes entraînées par leur construction et leur entretien sont hors de proportion avec les services qu'ils peuvent rendre, lorsqu'on envisage le nombre immense des ouvriers tuberculeux auxquels le devoir social nous oblige à porter secours. »

En parlant de Paris, M. André Lefèvre dit de même :

« C'est donc 100 millions qu'il faudrait dépenser pour traiter utilement les tuberculeux indigents. Les finances de la ville de Paris ne sauraient supporter une pareille charge. »

Nous croyons qu'il ne faut pas s'exagérer la difficulté de création des sanatoria.

En somme, le sanatorium n'est qu'un hôpital de campagne et de montagnes, mais un hôpital utile.

Si les frais de construction et d'entretien sont considérables, croit-on que les hôpitaux construits au cœur de Paris se soient élevés sans frais ? Et au moment où l'on parle de leur reconstruction devenue indispensable, pourquoi ne pas demander que quelques-uns au moins obéissent aux exigences modernes ?

Du reste, les souscriptions publiques viendront au secours du Gouvernement et des médecins.

Hier, c'était Angicourt ; demain, c'est Bligny qui va s'ouvrir. Mais en attendant, pour compléter l'œuvre du sanatorium, pour le remplacer auprès des malades qui ne peuvent y trouver de la place, pour choisir les malades qui y vont, pour contrôler les guérisons, il faut instituer partout des dispensairess *antituberculeux*.

En même temps que le professeur Calmette,

de Lille, préconisait le système des dispensaires, l'initiative privée ne restait pas en arrière ; un médecin de Paris, le docteur Samuel Bernheim, comptant sur ses propres forces et sur l'appui de ses amis, organisait à Paris le dispensaire, premier pas de l'Œuvre de la Tuberculose Humaine, dont j'ai l'honneur de vous entretenir.

En mars 1901, le dispensaire de la rue de Bellefond entrait en fonctions et, dès la première année, donnait 7.5oo consultations, sans compter les distributions de médicaments, d'aliments, de secours en espèces.

Une fête de charité, organisée par M. Albert Carré, directeur de l'Opéra-Comique, procura un bénéfice de 5.ooo francs ; mais bientôt les pouvoirs publics s'intéressèrent à l'Œuvre de la Tuberculose Humaine.

Dans les derniers mois de 1901, M. le conseiller municipal Colly obtenait la fondation du dispensaire modèle du XII⁰ arrondissement, qui put s'élever sur un terrain donné par la ville, grâce à une somme de 3o.ooo francs prélevée sur le pari-mutuel.

Le 13 mai 1902, le dispensaire du XII⁰ arrondissement était inauguré par M. Millerand, ministre du Commerce, et le regretté M. Mourier, directeur général de l'Assistance publique.

Dès lors, l'existence de l'Œuvre de la Tuberculose Humaine était assurée.

En septembre 1902, le dispensaire du IIIe arrondissement, fondé par des philanthropes du quartier, se réunissait aux œuvres fondées par le docteur Bernheim. Ce dispensaire fut inauguré dernièrement par M. Mesureur, directeur général de l'Assistance publique. Récemment, sous ses auspices et ses indications, il s'est fondé un dispensaire antituberculeux à Nice.

Mais il y a mieux. Le 24 octobre 1902, dans une séance présidée par M. Prévet, sénateur, les Sociétés de secours mutuels de Paris ont établi une fédération pour créer, d'abord des dispensaires, ensuite des sanatoria, sous la direction de l'Œuvre de la Tuberculose Humaine.

De même, les Sociétés amicales des instituteurs de la Seine ont demandé l'appui de l'Œuvre pour faire bénéficier les instituteurs des bienfaits de la nouvelle organisation.

L'extension progressive et continuelle de l'Œuvre, la participation de plus en plus nette des pouvoirs publics, la présence aux cérémonies de MM. Millerand, Mourier, Mesureur, Paul Dislère, de Selves, Lépine, Villejean, Prevet, Paul Escudier, Hémard, G. Berger, G. Berry, Rouvier, Hanotaux, etc., etc., indique quelle est sa vitalité.

J'ajouterai seulement que depuis sa fondation elle a donné plus de 25.000 consultations à des tuberculeux et qu'elle a obtenu quelques guérisons et un grand nombre d'améliorations.

Dans ces résultats, il faut faire une grande part au talent d'administrateur du docteur Samuel Bernheim. D'autres vous diront la longue liste de ses travaux, de ses efforts scientifiques ; je veux vous faire remarquer, mesdames, combien le président-fondateur de l'Œuvre de la Tuberculose Humaine a pu faire prospérer ces dispensaires, avec des sommes qui auraient paru ridiculement insuffisantes à tout autre.

Sous une direction aussi sage, aussi habile, nous pouvons être sûrs que toute difficulté s'applanira.

En obtenant le concours des mutualités et des instituteurs de la Seine, Samuel Bernheim a étendu les bienfaits de la protection médicale à cette classe de la société dont je vous parlais tout à l'heure.

Soyons heureux de tout ce qu'on peut faire pour les instituteurs, dont le rôle si difficile ne trouve pas une récompense proportionnée à la grandeur de leur tâche.

V

Permettez-moi, Mesdames, de revenir maintenant sur le mot de dispensaire et de vous expliquer en quoi consiste son organisation.

Je vous ai parlé, au début de cette causerie, des inconvénients de l'hôpital, je vais y opposer les avantages du dispensaire.

Le dispensaire n'exige pas une grande installation : une salle d'attente pour les malades, une salle d'examen et un laboratoire suffisent, avec un personnel instruit à toutes les exigences.

Le laboratoire même n'est pas indispensable dans tous les dispensaires. Certes, il est nécessaire que nos malades bénéficient de toutes les méthodes scientifiques modernes ; il faut que l'auscultation puisse être contrôlée par l'examen bactériologique des crachats, par l'examen aux rayons X de Röntgen, dont M. le docteur Béclère a montré toute l'utilité. Il faut que de nouvelles recherches chimiques, bactériologiques ou mécano-thérapiques soient poursuivies. Mais il suffira pour atteindre ce but de quelques laboratoires centraux.

L'installation est donc peu dispendieuse, elle peut se multiplier à volonté. Les heures de réception et d'examen des malades n'y sont déterminées d'aucune façon.

On peut donc les recevoir, soit avant, soit après l'atelier.

Par la proximité du dispensaire, nous éviterons l'inconvénient de l'hôpital, souvent situé trop loin. Par la multiplicité des heures de consultation, nous éviterons toute perte de temps et par suite toute diminution de salaire. De plus, nous échappons au contrôle quelquefois injuste du contre-maître ou du patron, qui renvoie l'employé coupable d'être malade !

Toutes ces facilités attireront aux dispensaires ceux qui craindraient l'hôpital. Même en diminuant l'encombrement des hôpitaux, le dispensaire fera encore œuvre utile et permettra aux malades hospitalisés de retirer un plus grand profit des soins que nos maîtres leur prodiguent.

Le dispensaire échappe aux frais généraux qui accablent tout système d'assistance basé sur l'hospitalisation. Il en résulte qu'il peut procurer aux malades d'autres avantages. L'ordonnance s'accompagne du médicament ; un personnel médical nombreux permet d'utiliser les injections sous-cutanées, ou intra-trachéales, la gymnastique respiratoire et tous les progrès modernes de la thérapeutique.

Au fur et à mesure que les ressources s'accroîtront, on pourra adjoindre aux distributions de médicaments la distribution de lait, comme fait Calmette à Lille, de viandes crues et de charbon, etc.

Le dispensaire alors accomplira son rôle protecteur, en diminuant les charges sociales qui pèsent sur le malade.

Combien d'autres avantages ! Le dispensaire, organisation souple, ne craint pas l'encombrement, il peut soulager tous les malades. Mais, comme il est spécialisé et qu'il cherche uniquement à combattre la tuberculose pulmonaire, il peut les connaître tous individuellement. Le malade n'est plus le 11 ou le 34 ; on lui demande sa profession, son adresse ; on sait s'il est père de famille, on s'intéresse à ses enfants. L' « ouvrier enquêteur », selon le système de Calmette, ou un élève en médecine, va visiter le logement, en note les défectuosités, en rend compte au médecin qui prévient des dangers, donne les instructions particulières à chaque fois, et fait une œuvre de prophylaxie dont l'importance est considérable.

Il s'établit ainsi entre le malade et son médecin des rapports étroits, des relations continues ; la confiance renaît au cœur des désespérés et cette confiance est indispensable pour mener à bien la lutte longue et pénible.

Cette enquête à domicile aura une autre utilité. M. le professeur Brouardel a bien montré que la tuberculose pulmonaire avait en France des régions de prédilection, correspondant aux grands centres. Dans les villes, certains quartiers sont les plus frappés. Dans les quartiers, certaines maisons font des hécatombes.

Quelle instruction, Mesdames, quand le médecin du dispensaire aura noté que dans telle maison la tuberculose frappe à coups redoublés ! Quelle indication précieuse pour exiger les mesures nécessaires ! Quelle puissance de démonstration !

Je sais bien que parfois ce sera le voisinage d'un assommoir qu'il faudra incriminer. Mais la fréquentation de l'assommoir tient souvent au dégoût d'un taudis inhabitable.

Par le dispensaire, on pourra donc dépister la maison insalubre. « C'est elle, dit Brouardel, qu'il faut viser, l'assainir, si cela est possible, la faire disparaître si les causes d'insalubrité sont incompatibles avec son existence ».

« Quand l'air et le soleil, dit un proverbe oriental, ne pénètrent pas dans une maison, le médecin y entre souvent. »

En relevant les habitations occupées par

nos malades, nous pourrons également découvrir des fautes d'hygiène que rien ne fai-
sait prévoir.

Dans des maisons luxueuses, les chambres
des domestiques sont souvent insuffisamment
aérées, et plus d'une tuberculose, dans une
famille riche, reconnaît pour origine la tuberculose d'un valet de chambre contractée dans
une mansarde.

J'ai présent à la mémoire l'histoire navrante
d'une famille, où un enfant unique mourut,
ayant pris la phtisie d'un serviteur d'ailleurs
modèle. La tuberculose passa ensuite à la mère,
qui succomba quelques mois après son enfant.

La lutte contre l'alcoolisme pourra se pour-
suivre utilement par l'éducation mutuelle.
Lorsque nos malades verront dans le dispensaire guérir le malade sobre et décliner l'absin-
thique, ils comprendront, comme le disait le
docteur Hayem, « que la phtisie se prend sur
le zinc ! »

Il nous est facile également de faire de tous
points l'éducation respiratoire de nos malades,
de leur apprendre à respirer, à tousser, à cra-
cher dans les crachoirs de poche, qui leur seront
distribués. Il nous sera aisé d'obtenir des
familles et des pouvoirs publics la désinfection
des logis contaminés ; en un mot, nous pouvons

guérir quelques individus et éviter la maladie à beaucoup d'autres.

Enfin, le dispensaire est l'unique organisation qui permette vraiment de surveiller la santé publique et de découvrir la tuberculose à sa moindre manifestation. Bien que je ne veuille pas entrer dans des détails techniques, il est nécessaire que je vous dise combien la tuberculose pulmonaire est une infection traîtresse.

Elle ne manifeste son existence qu'après de longs mois ou même plusieurs années. Heureux, pourrait-on dire, mais cela semblerait un paradoxe, l'individu à qui un crachement de sang, une hémoptysie vient, en pleine santé apparente, jeter un cri d'alarme. Il guérira presque sûrement.

Malheureux au contraire l'individu robuste et vigoureux, contaminé au hasard par l'encombrement de l'atelier et le voisinage de phtisiques, qui résiste à son mal et qui n'en ressent les premières atteintes qu'après un délai très long. Le mal est enraciné ; un territoire pulmonaire considérable est envahi, et souvent le médecin du sanatorium refusera de le recevoir. Il ne guérira pas.

Nous arrivons donc à la conclusion suivante : Chez tout individu exposé à des fatigues, que ce soient les fatigues de l'atelier, de

la préparation des concours, du surmenage de
la vie quotidienne ou des fêtes mondaines, etc.,
il faut surveiller l'appareil respiratoire. Ce n'est
donc pas seulement le malade, c'est-à-dire
l'individu qui se sent menacé et atteint, que
nous devons examiner, soulager ou guérir,
notre surveillance doit commencer à l'enfance
et s'étendre au moins sur toute l'adolescence.

Les médecins militaires nous ont, sur ce
point, tracé notre devoir. A l'arrivée au régi-
ment, au départ pour les manœuvres, les hom-
mes sont auscultés systématiquement. Le dispensaire nous permettra d'introduire cette
pratique dans la vie civile.

A côté de l'instruction obligatoire qui a dé-
truit l'ignorance, il faut instituer, grâce aux
dispensaires, *l'auscultation obligatoire*, par
laquelle il n'y aura plus de tuberculose mé-
connue. Cette auscultation obligatoire ne peut
être pratiquée qu'au dispensaire.

VI

Je le disais en commençant cette conférence,
loin d'être opposés, le dispensaire et le sanatorium sont les deux compléments naturels.

La tuberculose est curable, elle est évitable.

Le dispensaire nous permettra de l'éviter : le sanatorium, de la guérir.

La multiplication des dispensaires, leur accès facile feront faire un chemin rapide à l'idée de l'auscultation obligatoire. Sitôt dépisté, à la moindre menace, le malade partira au sanatorium, jusqu'au jour heureux, hélas ! bien difficile à prévoir, où le dispensaire et le sanatorium auront supprimé le mal.

En vous montrant, Mesdames, que l'Œuvre de la Tuberculose Humaine avait su faire faire un grand pas à la lutte contre le fléau, en vous montrant quelle était la méthode d'avenir, je vous ai dit combien les débuts en furent difficiles au moment où le docteur Bernheim n'avait pas encore les hauts patronages que nous sommes heureux de lui voir aujourd'hui. Mais s'il a pu commencer son œuvre, il le doit en grande partie à la charité et au dévouement des dames patronesses. Elles ont compris dans leur cœur qu'il fallait venir en aide à tous ceux qui combattent le « fléau actuel ».

Les œuvres sont multiples, toutes ont leur utilité, mais le sanatorium, le logement salubre, le dispensaire antituberculeux sont le trépied de la lutte. Que toute œuvre se développe, et qu'aucune jalousie ne vienne ternir la grandeur de nos efforts !

C'est à vous, Mesdames, que revient en majeure partie l'honneur des premiers bienfaits de l'Œuvre du docteur S. Bernheim. Malgré les sollicitations multiples qui vous assaillent, vous savez toujours répondre aux œuvres de charité qui s'adressent à vous. Les plaisirs mondains, les fêtes et les bals, où nous vous admirons, ne sauraient vous détourner du soulagement des infortunes, qui vous rend plus admirables encore.

L'Œuvre de la Tuberculose Humaine est en bonne voie. Mais si la première étape est franchie, que d'efforts encore à faire ! Il faudra multiplier les dispensaires, il faudra protéger l'enfant comme l'adulte.

Votre cœur et votre générosité seront à la hauteur de cette noble tâche. Devenez toutes nos dames patronnesses. Aidez-nous ; vous nous apporterez avec votre sourire et votre obole la fortune qui s'attache à vos entreprises : Ce que femme veut, Dieu le veut ! Je vous demande de vouloir le succès de l'Œuvre, de nous aider à gagner, contre l'invasion de la peste moderne, la plus belle et la plus pacifique des victoires.

ÉPILOGUE

DE

M. Paul DISLÈRE

Après avoir remercié M. le docteur Rosenthal de la conférence si complète, si remplie de faits si riches en enseignements que nous venons d'applaudir et dont nous emportons tous un profond souvenir, il me reste un devoir à remplir, c'est d'exprimer notre reconnaissance, tout d'abord, à M. le maire du IXe arrondissement, qui, non content de nous accorder une précieuse hospitalité, a tenu, par sa présence, à montrer l'intérêt qu'il porte à cette grave question ; puis aux promoteurs de l'Œuvre des dispensaires, qui nous ont permis d'entendre cet éloquent exposé de leurs effets.

Un mot encore. Tout ceci, avouons-le, se résume en un nouvel appel à votre charité ; je n'hésite pas à l'appuyer, à le renouveler auprès de vous. N'oublions pas, je ne puis que répéter ce qui a été souvent dit, que tout ce qu'un pays sacrifie pour assurer son développement, sa natalité, sa longévité, constitue un placement à intérêt véritablement usuraire, car on ne tarde pas à le récupérer entièrement.

27-2-03. — Tours, imp. E. Arrault et Cie.

ŒUVRE DE LA TUBERCULOSE HUMAINE
SOCIÉTÉ PHILANTHROPIQUE DES DISPENSAIRES ANTITUBERCULEUX FRANÇAIS

CONSEIL D'ADMINISTRATION CENTRAL DE L'ŒUVRE

Président : M. le Dʳ S. Bernheim. — *Vice-Présidents* : MM. J. Colly, Conseiller municipal ; Sérout, Président de la Société Antituberculeuse de l'Enseignement Primaire de la Seine ; Emile Collin, Président de l'Union Médicale et Pharmaceutique. — *Secrétaire-Général* : M. le Dʳ Level. — *Trésorier* : M. Daviot. — *Trésoriers-Adjoints* : MM. Thouvenin et Michon. — *Archiviste* : M. Delobel. — *Membres* : MM. Dʳ Curie, Dʳ Roblot, Dʳ Quentin, Dʳ Bernard, Dʳ Archambault, Dʳ Lubetzki, Dʳ G.-A. Weill, Chaumont, Dʳ Schapiro, P. Hug, Sabot, Dʳ Garnier, Ollivier, Thiébaut, Ribanier, Feuillet, Brissonnet, Godet, Bady, Baraize, Dussault, Pointel, Antoine, Van Couteren, Léon Hurm, Melet, Cothenet, Levadour, Réau, Dʳ Pégurier, Lacroix, Dʳ Fortunet, Dubois, Blum, Moriez, Toussaint, Dupéron, A. Gautier, Pollet, Pugin, Dʳ Balestre, Legrand, Boutet, Rossin.

FILIALES DE L'ŒUVRE DE LA TUBERCULOSE HUMAINE
COMITÉ DU DISPENSAIRE DES 1ᵉʳ ET 2ᵉ ARR.

Présidents d'honneur : MM. Danoux, maire du Iᵉʳ arr. ; Vavasseur, maire du IIᵉ arr. — *Vice-présidents d'honneur* : MM. Gigon, Morin, Jolly, maires-adjoints du Iᵉʳ arr. ; Levallois, Aron, Lavanoux, maires-adjoints du IIᵉ arr. — *Président* : M. Raoul Henry. — *Vice-Présidents* : MM. Poulalion et Philipp. — *Trésoriers* : MM. Muller, et Boutigny. — *Secrétaires* : MM. Blanchet et Muller. — *Administrateurs* : MM. E. Colin, Chedeville, Ledoux, Capra, Carpin, Bequet, Pinier, Bernin, Wimpfen, Curral, Millet, Olivier, Brière et Ramillon.

COMITÉ DU DISPENSAIRE ANTITUBERCULEUX DU IXᵉ ARR.

Présidents d'honneur : MM. Georges Berger, Député, et Chain, Maire du IXᵉ arr. — *Président* : M. Georges Berry, Député. — *Vice-Présidents* : MM. Escudier, Président du Conseil municipal de Paris ; René Piault, Conseiller municipal de Paris ; Général Pierre, Bader, Négociant. — *Secrétaire Général* : M. Georges Pointel. — *Secrétaires* : MM. Léon Vincent et Fischer. — *Membres* : MM. Gaston Méry, Conseiller municipal ; Barillier, Conseiller municipal ; Decauville, de Wendel, Dutailly, Rostand, Brasseur, Nory, Pra, Larcher, Samary, de L'Argentière, Agent de change ; Michel, Levadour, Baron Foache, Bauer, Brissonnet, Baraize.

COMITÉ DU DISPENSAIRE ANTITUBERCULEUX DU XIIᵉ ARR.

Présidents d'honneur : MM. Millerand, ancien Ministre du Commerce, et Pantz, Maire du XIIᵉ arr. — *Président* : M. Jean Colly, Conseiller municipal. — *Vice-Présidents* : MM. Sabot et P. Hug. — *Secrétaire* : M. L. Autoine. — *Secrétaire-Adjoint* : M. Godot. — *Trésorier* : M. Daviot. — *Trésorier-Adjoint* : M. Collette. — *Membres* : MM. Delobel, Dubois, Delord, Durot, Dussault, Génetier, Godet, Huchard, Isaac, Malaquin, Maurice, Melet, Noguès, Ponthieu, Réau, Ribanier, Tillier.

COMITÉ DU DISPENSAIRE DU IIIᵉ ARRONDISSEMENT

Président d'honneur : M. Puech, député. — *Président* : M. Thiébaud. — *Vice-Présidents* : MM. Feuillet et Bady (Georges). — *Secrétaire-général* : M. Cothenet. — *Secrétaire-adjoints* : MM. Rome et Bourlet de la Vallée. — *Trésorier* : Van Couteren. — *Trésorier-adjoint* : M. Desbarre. — *Membres du Conseil* : MM. Caignard, Deloge, Bareth, Zweifeld, Dʳ Petit, Thouvenin, Moreau, Dʳ da Costa, Duvez, Dʳ Belgrand, Dʳ Badin, Dʳ Mallet, Dʳ Battier, Jay, Dʳ Borne, Dupierrin, Ralan, Lafaye, Mail, Rossaert, Jacquemin, Boyer et Grard.

COMITÉ DU DISPENSAIRE DES INSTITUTEURS ET DES INSTITUTRICES DE LA SEINE

Président : M. Sérout. — *Vice-présidents* : M. Pavart, Mme Carles. — *Secrétaire général* : M. Dubois. — *Secrétaires-adjoints* : MM. Périer, Drevelle. — *Trésorier général* : M. Delobel. — *Trésoriers adjoints* : MM. Wallior, Méneret. — *Membres du Conseil* : MM. Daviot, Michon, Gagnepain, Michon, Legrand, Cottet, Toussaint, Digard, Vion, Lemaire, Petit, Cartault, Potier, Thibault, Ceuillery, Chellé et Masson.

COMITÉ DU DISPENSAIRE DE L'UNION ANTITUBERCULEUSE DES MUTUALITÉS ET DES SOCIÉTÉS DE PRÉVOYANCE

Président : M. Emile Collin. — *Vice-présidents* : MM. Léon Hurm, Lacroix. — *Secrétaire général* : M. Blum. — *Secrétaire* : M. Maissaiu. — *Trésorier* : M. Dupéron. — *Membres* : MM. Garet, Carpentier, Rossin, Lesseur, Poncet, Bourion, Victor Riellant, Hédelin, Wernert, Pugin, Laversin, Boutet, Hugon et Schlacter.

COMITÉ DU DISPENSAIRE DE NICE (ALPES-MARITIMES)

Président : M. le Dʳ Pégurier. — *Vice-Présidents* : MM. le comte de Cessole, Albert Gautier. — *Secrétaire* : M. Ravel, conseiller municipal. — *Trésorier* : M. le Dʳ Fortunet. — *Membres* : M. le comte de Malausséna, ancien maire de Nice ; Gaston Fabre ; E. Garin de Coconats ; Edouard Dalmas ; Lafon ; J.-B. Plumey.

COMITÉ DU DISPENSAIRE ANTITUBERCULEUX DE SAINT-DENIS

Président : M. Goupillon. — *Vice-Président* : M. Bobet. — *Secrétaire général* : M. Pillot. — *Secrétaire* : M. Pierre. — *Trésorier* : M. Lemaire. — *Archiviste* : M. Macé. — *Administrateur-Délégué* : M. Crosnier.

www.ingramcontent.com/pod-product-compliance
Lightning Source LLC
LaVergne TN
LVHW050114060726
842524LV00003B/1120